OBSERVATION

D'UN CAS DE

FISTULE VÉSICO-INTESTINALE

SUIVIE

DE CONSIDÉRATIONS ANATOMO-PHYSIOLOGIQUES

ET PATHOLOGIQUES

SUR SES CAUSES GÉNÉRALES ET SON SIÉGE LE PLUS
ORDINAIRE.

MÉTHODE

DE TRAITEMENT CURATIF DE CETTE MALADIE JUSQU'ICI RÉPUTÉE
AU-DESSUS DES RESSOURCES DE L'ART.

PAR

LE Dr P.-L. BARBIER, DE MELLE.

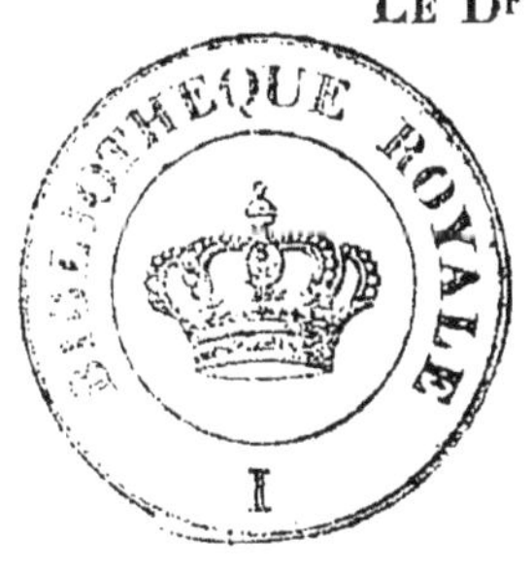

Ἐς δὲ τὰ ἔσχατα νουσήματα αἱ ἔσχαται
θεραπεῖαι ἐς ἀκριβίην κράτισται.

HIPP. APH. 6, SECT. I.

<table>
<tr><td>PARIS,
GERMER-BAILLIÈRE,
17, Rue de l'École-de-Médecine.</td><td>MONTPELLIER,
SÉVALLE,
Rue du Gouvernement.</td></tr>
</table>

1843

1844

Melle.– Imprimerie de Ch. MOREAU,

Lorsque nous fûmes appelé , avec M. le docteur Plantevigne, auprès de madame B...., lorsque nous eûmes constaté l'existence de sa fistule vésico-intestinale, la première pensée qui nous saisit fut la gravité de son état et l'impuissance de notre art. Après quelques exhortations à la patience et à la résignation nécessaires dans un cas que nous jugions désespéré, après quelques conseils relatifs aux moyens de pallier son affreuse infirmité, nous prîmes congé de notre malade.

En la quittant nous étions en proie à des impressions bien pénibles ; car, à en croire tous les auteurs, madame B.... était vouée à une mort inévitable ; et nous avions nous-mêmes dans la pensée cette sentence si affligeante de l'un de nos plus illustres maîtres : « Cette « maladie est au-dessus des ressources de l'art (1). »

Nous étions à peine sortis de chez madame B.... , que d'autres réflexions plus pénibles encore vinrent nous assiéger : à côté de son affreux état et de notre cruel abandon venait se placer un sentiment de devoir et d'humanité qui nous reprochait d'abandonner notre malade à elle-même et qui nous criait de ne pas la laisser mourir sans secours, *melius anceps quam nullum* ! n'y a-t-il pas, pensions-nous, plus de barbarie et d'indignité à dire au pauvre patient : « Tu vas mourir, mourir sans secours, et moi j'assisterai de sang-froid à ton agonie ! » Oui cette froide attitude, de la part du chirurgien, est mille fois plus barbare et plus coupable

(1) Boyer, *Traité des maladies chirurgicales,* tom. 9, pag. 56.

que la mise en pratique des moyens même les plus incertains, même les plus douloureux, même les plus barbares , et c'est alors qu'il doit s'écrier avec le divin vieillard : *ad extremos morbos, extrema remedia exquisitè optima* (1).

Nous pensâmes donc que, quels que fussent les moyens de soulager ou de guérir, tout, dans un pareil état, devait être tenté ; et déjà nous venions d'entrevoir et la possibilité et les moyens d'obtenir une guérison.

M. le docteur Plantevigne, médecin ordinaire de madame B...., fut donc prié, à la visite suivante, de faire part de nos projets d'opération qui ne furent point acceptés : depuis lors nous n'avons plus revu la malade et nous ignorons complètement ce qu'elle est devenue.

Mais bien que nous ne dûssions plus être appelé à accomplir auprès de madame B.... les espérances que nous avions conçues sur la possibilité de la guérir, ce n'en fût pas moins pour nous une occasion, bonne à saiser, d'étudier une maladie qui jusques-là avait trop peu fixé l'attention des praticiens ; car loin de penser avec quelques-uns que parçe qu'une maladie est très-

(1) Hipp. aph. 6, sect. 1.

rare, elle est moins digne d'intérêt et d'étude, nous croyons, au contraire, que par cela même elle mérite à un plus haut degré de tenir l'homme de l'art en éveil : pour nous, *rara sunt artis.*

Dès lors nous nous mîmes à l'œuvre, et malgré le légitime pressentiment de l'énormité de notre entreprise, l'idée que l'on pourrait nous savoir quelque gré d'avoir agité une question importante et nouvelle a du ranimer notre zèle et soutenir notre courage.

Les recherches bibliographiques ne nous ont rien appris sinon qu'il n'existait aucun travail particulier sur le sujet dont nous voulions traiter. Et l'on conçoit assez qu'il ait dû en être ainsi à l'égard d'une maladie considérée par tout le monde comme au-dessus des ressources de l'art. Qui voudrait, en effet, entreprendre de publier un traité sur les causes, le sigée, etc. d'une maladie réputée incurable, si l'on n'avait en main le traitement curatif à lui opposer ?

En l'absence de monograhie nous avons voulu interroger les auteurs de tous les âges, de tous les pays, et, nous le déclarons avec regret, nous n'y avons trouvé que des renseignemens fort légers, jetés çà et là comme des sentinelles perdues. C'est ainsi que dans Morgagni ,

Haller, Richerand, Boyer, Dubois, Sabatier, Dupuytren, MM. Velpeau, Lisfranc, Jobert de Lamballe, etc., on trouve bien à la vérité quelques exemples de la maladie qui nous occupe, mais sans étude de causes, de siége, ni surtout de traitement; les auteurs étrangers n'en disent pas davantage, et la même réserve est gardée dans tous les dictionnaires qu'il nous a été permis de consulter.

Force a donc été de nous abandonner à nos propres ressources; toutefois, nous avons puisé des documens bien précieux dans les leçons orales de Dupuytren et dans les mémoires de MM. Grisolle, Mélier, Ménière, Albers de Bonn, Louyer-Willermay, etc., etc.

La fistule vesico-intestinale ne pouvant être que la conséquence d'un autre état morbide préexistant, nous avons trouvé dans ces derniers auteurs l'étude toute faite des différentes maladies qui pouvaient entraîner cette conséquence. Il ne nous restait donc plus qu'à mettre en relief l'état pathologique qui faisait particulièrement l'objet de nos recherches.

Alors il a fallu nous avancer sans guide dans une carrière que les maîtres n'avaient point encore parcourue et dans laquelle nous nous attendions à rencontrer bien des écueils dont le triomphe est sans doute réservé à d'autres mieux placés que nous.

Il est possible que l'occasion d'observer une nouvelle fistule de ce genre ne se représente plus à nous, dans les limites étroites de clientelle bien restreinte où nous sommes renfermé; nous devons donc craindre, pour notre compte, de n'être jamais appelé à exécuter les idées opératoires que nous avions conçues; mais si le germe de ces idées pouvait un jour se développer entre les mains de quelque chirurgien habile, nous serions suffisamment indemnisé des efforts que nous avons faits par la récompense d'avoir soulevé une question de quelque utilité pratique.

Nous regrettons vivement que des occupations sans nombre nous ayent empêché de donner à nos idées plus de développement et à notre travail peut-être tous les soins qu'il aurait exigés.

x-Sè-
5, au-

jà de
1

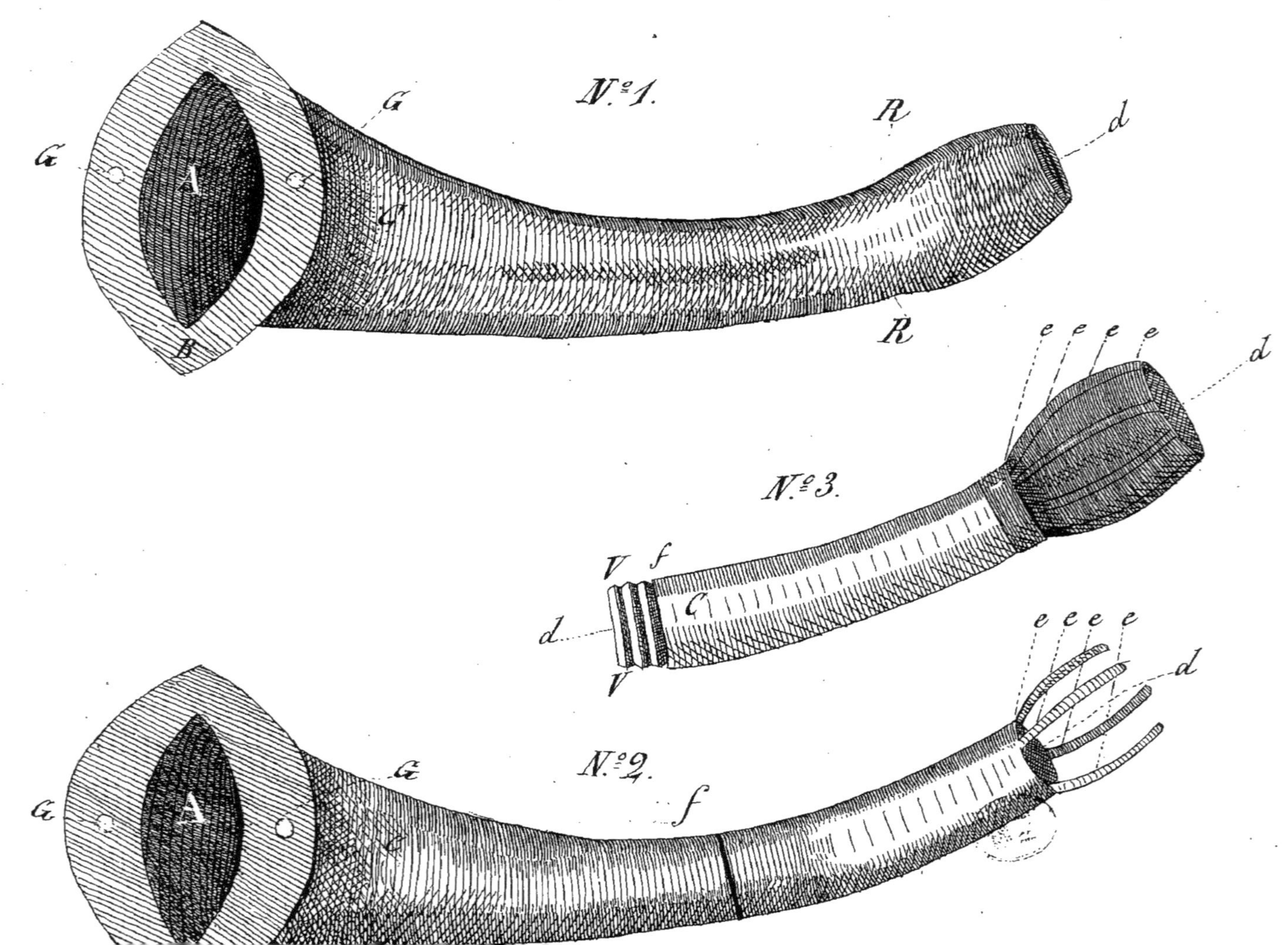

Nº 1.
G
G
G
A
B
R
R
d
Nº 3.
e e e e
d
V f
C
d
V
Nº 2.
G
G
A
G
f
e e e e
d

OBSERVATION.

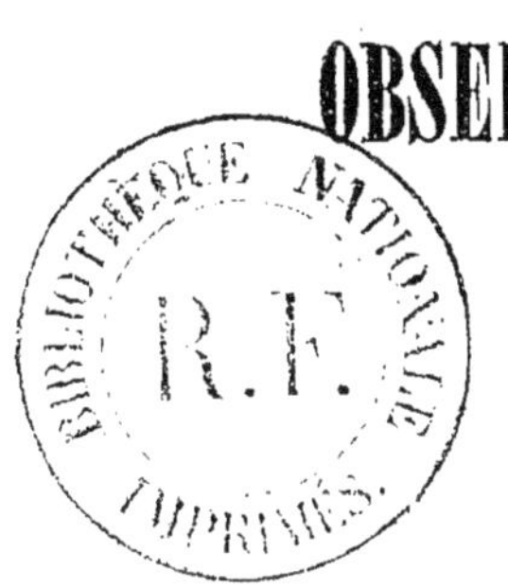

M. le docteur Plantevigne (Chef-Boutonne, Deux-Sè-
vres), fut appelé le 17 novembre 1842, à Semoussais, auprès de madame B.....

Madame B.... accuse une constipation qui date déjà de

quelques jours, douleurs dans la fosse iliaque droite, besoins fréquens de se présenter à la garde-robe, mais sans
résultat, avec sensation d'un corps qui lui semble former
obstacle au passage des matières fécales; l'émission des
urines est douloureuse.

Le pouls est à peine fébrile, la langue légèrement sabur-
rale, la teinte de la face un peu jaunâtre. M. le docteur Plantevigne croit pouvoir combattre cet état au moyen d'un
laxatif doux, des boissons délayantes et des lavemens émol-
liens.

Sous l'influence de cette médication, la malade se livra à
de nouveaux efforts et obtint cette fois l'expulsion de quelques matières dures, jaunâtres, très-fétides et semblant,
par leur forme applatie, indiquer la présence d'un corps qui
comprimerait l'intestin rectum.

La malade n'ayant point éprouvé d'amélioration dans
son état, M. le docteur Plantevigne fut mandé de nouveau;
voici l'état dans lequel il la trouva cinq jours après la première visite:

Douleurs dans la fosse iliaque droite plus prononcées;
tuméfaction considérable de l'hypogastre; Constipation plus
opiniâtre; la malade fait de vains efforts pour expulser les
matières fécales; à chaque fois que ces efforts se renouvel-
lent, ce qui arrive fréquemment, elle plonge son doigt le
plus haut possible dans l'intestin rectum, dans l'espoir de
lever un obstacle qu'elle croit y avoir son siége. Alors elle
éprouve au pourtour de l'anus une démangeaison insupportable. Les urines dont l'émission est devenue extrêmement
douloureuse, ont acquis une odeur insupportable.

M. le docteur Plantevigne s'arrête à l'idée d'une tumeur
anormale développée dans le rectum, entraîné qu'il est naturellement vers cette opinion par la sensation qu'exprime
la malade; les symptômes généraux ont pris de l'accroisse-

ment; la coloration jaunâtre de la face a augmenté : l'as-
pect général de la peau a quelque chose de terreux ; la fiè-
vre est plus allumée ; l'anxiété est extrême ; le sommeil
manque depuis trois nuits.

M. le docteur Plantevigne prescrit encore des boissons délayantes, des lavemens émollients, et l'usage de pilules
fondantes et légèrenent laxatives avec addition d'extrait
gommeux d'opium.

Sur la demande de M. le docteur Plantevigne, il est con-
venu qu'on lui adjoindra un confrère.

Mandé le 27 novembre avec M. le docteur Plantevigne
auprès de madame B..., nous la trouvons dans l'état suivant : pouls petit, profond, fréquent, partout iso-chrône ;
pomettes injectées en rouge oranger ; cercle jaunâtre autour
des ailes du nez ; conjonctives ictériques ; douleur tantôt gra-
vative tantôt avec élancements dans la fosse iliaque droite.
Le palper de cette région ne permet de constater que
quelques bosselures presque insensibles à travers l'épaisseur des parois abdominales ; l'hypogastre est très tuméfié,
très dur et d'une sensibilité très exaltée.

Nous invitons madame B.... à se lever pour procéder à
l'examen de l'organe supposé le siége de la maladie. En se
levant elle éprouve le besoin d'uriner ; besoin qu'elle satis-
fait en notre présence : elle est debout pour soustraire,
autant que possible, les parties environnantes au contact de
l'urine dont le passage est très douloureux et l'odeur analogue à celle d'œufs pourris. Cet acte est suivi d'un tremble-
ment nerveux général, causé par le retentissement de la
douleur et dure pendant quelques minutes *.

---

* A la vue de ce qui venait de se passer, j'avoue que je crus d'abord
non pas à une tumeur rectale, comme on l'avait supposé ; mais bien à une
tumeur développée soit dans la cavité vaginale et appartenant au col de

Au bout de ce temps la malade est placée à genoux sur deux petites chaises à dossier très-bas, appuyant sa tête sur ses deux mains de manière à offrir la position la plus favorable à nos investigations. Le toucher anal ne fait découvrir rien qui confirme les assertions de la malade; pour plus de certitude le toucher vaginal est pratiqué concurremment et toute la cloison recto-vaginale peut être parcourue dans tous les sens sans que la pulpe des explorateurs placés l'un contre l'autre perçoive, ni du côté rectal ni du côté vaginal de la cloison, la moindre inégalité de surface, ou la moindre augmentation d'épaisseur.

Le col de l'utérus est sain et occupe sa position normale, toute la muqueuse vaginale est en bon état : nous ne jugeons pas utile d'appliquer le spéculum utéri.

Toutes nos recherches devant se porter désormais du côté de la vessie; la malade est replacée sur son lit. Une sonde d'argent, de gros calibre, donne passage à une petite quantité d'urine très fétide, assez claire d'abord, mais qui se colore peu à peu davantage et nous finissons par obtenir des matières excrémentitielles délayées et mélangées avec du pus; ce qu'il est facile de reconnaître à la coloration blanchâtre et à la consistance crémeuse que présentent les stries nuageuses qu'on observe à la surface du liquide, coloration qui contraste avec la coloration jaune brunâtre de ce dernier. Une compression modérée est exercée avec ménagement sur la région hypogastrique dans la vue de vider la vessie le plus complètement possible; après quoi la sonde est retirée.

Tout le liquide peut être évalué en volume à deux pleins verres de moyenne grandeur, soit en poids 500 grammes ainsi répartis approximativement :

l'utérus, soit dans l'intérieur même de ce dernier organe et intéressant à la fois la vessie et le rectum.

Urines pures . . . . 50 grammes.
Pus . . . . 50 grammes.
Matières stercorales délayées . . . . 400 grammes.

La vessie semble avoir subi dans sa texture une augmentation d'épaisseur et, dans sa cavité, une ampliation très notable ; ses tuniques paraissent ramollies, surtout la membrane muqueuse. Voilà tout ce qu'il nous est permis de constater pour le moment avec l'existence d'une fistule vésico-intestinale, donnant passage à une partie où à la totalité des matières excrémentitielles.

Mme B... éprouve un peu de soulagement à la suite du cathétérisme ; elle est assez bien pour nous fournir les renseignemens suivans.

Il y a plus de quinze ans qu'elle a ressenti pour la première fois des douleurs vagues dans les intestins ; mais ces douleurs paraissent avoir eu leur point d'origine dans l'estomac où elles ont siégé plus habituellement durant les premières années : puis ces douleurs ont passé successivement sur différents points des circonvolutions intestinales, pour venir se fixer dans la fosse iliaque droite pendant une grossesse double, la troisième et la dernière de Mme B....

Depuis cette époque, et il y a de cela cinq ans environ, Mme B.... a ressenti à des intervalles irréguliers des douleurs lancinantes dont le siége n'a plus varié.

La malade faisant l'histoire des douleurs qu'elle avait éprouvées depuis quinze ans, affirmait sentir bien distinctement à mesure qu'elles s'avançaient, un corps qui cheminait avec elles sans que jamais la douleur ni ce corps lui aient paru rétrocéder.

Mme B.... est d'un tempérament bilieux-sanguin très-prononcé, d'une forte constitution ; elle a toujours été bien réglée excepté depuis six mois ; elle n'a jamais présenté aucun symptôme hystérique ; rien du côté de la vessie.

Notre pronostic est des plus graves, l'état de Mme B..... ne permet pas en ce moment que l'on tente rien pour sa guérison, nous nous bornons à recommander des injections émollientes dans la vessie, répétées autant de fois qu'on le pourra, de manière à laisser l'organe le moins long-temps possible en contact avec les matières excrémentitielles. Dans le même but on pratiquera souvent le cathétérisme ; nous prescrivons en même temps des lavements émollients et quelques bains de siége , si les forces de la malade le permettent, un régime liquide.

RÉFLEXIONS.

Il ne nous a pas été permis de constater la direction du conduit fistuleux qui donnait passage aux matières que nous venions de recueillir. Bien que nous n'ayons pu nous fixer sur l'époque précise de l'établissement de la communication entre l'intestin et la vessie , il était à croire que cette fistule ne datait que de quelques jours : pouvions-nous sans une trop grande imprudence, promener un bec de sonde sur des tissus depuis long-temps en proie à une grande inflammation et par conséquent ramollis ; sur des tissus de nouvelle formation et par conséquent de peu de résistance, sans craindre d'opérer des déchiremens dont le moindre résultat eut été peut-être un épanchement de matières stercorales dans la cavité abdominale ? on comprendra

donc la réserve qui nous était imposée dans nos ma-
nœuvres d'investigation à travers des tissus en si mau-
vais état.

D'ailleurs, disons-le par anticipation et d'une manière générale, la connaissance exacte du siége précis
d'une fistule vésico-intestinale ne devient utile que
lorsqu'il s'agit de lui faire l'application de son moyen
de traitement direct : nous verrons plus tard quel est
ce moyen.

Avant de passer à l'étude générale des causes qui
peuvent amener la fistule vésico-intestinale, tâchons de
nous rendre compte de la manière dont elle a pu se
former dans le cas particulier que nous avons sous les
yeux.

D'après les renseignemens fournis par la malade
elle-même, c'est il y a quinze ans environ quelle a
souffert pour la première fois du côté de l'estomac ; cet
organe pendant long-temps est demeuré le siége principal de la douleur ; puis cette douleur s'est déplacée
pour parcourir successivement tout le trajet du canal
intestinal jusqu'à la fosse iliaque droite, où elle s'est
fixée d'une manière définitive à la suite d'une grossesse
double, dix ans après l'apparition des premières douleurs vers l'estomac.

Parmi les causes diverses et multipliées qui peuvent
avoir occasionné la douleur ressentie par la malade sur
différents points du tube digestif, ne semble-t-il pas naturel d'admettre une cause unique dont les déplacements

progressifs ont amené aussi les déplacements progressifs de la douleur, et peut-on se refuser à l'idée d'une corrélation directe entre cette cause et les phénomènes observés?

Quelle sera donc cette cause? La malade nous l'apprend elle-même; c'est un corps qui chemine avec la douleur; c'est donc ce corps qui la provoque. Mais quel peut être ce corps? La malade n'accuse l'introduction d'aucun corps étranger; c'est donc un corps étranger développé au sein de l'économie : ce ne sont point des entozoaires; madame B.... durant sa longue maladie n'a jamais présenté aucun des symptômes qui accompagnent ordinairement la présence de ces êtres parasites dans nos organes; elle n'en a jamais rendus par aucune voie, bien qu'elle ait fait un usage assez fréquent des purgatifs en vue de remédier à une constipation qui chez elle était devenue opiniàtre. Tout porte donc à croire que c'est à la présence d'un ou de plusieurs calculs biliaires qu'il faut attribuer les symptômes observés.

Le tempérament de la malade, la sensation d'un corps qui provoque la douleur, le déplacement de celle-ci et la sensation de ce corps qui l'accompagne, la marche lente de la maladie, la constipation habituelle, la démangeaison éprouvée à la marge de l'anus après les efforts de défécation, analogue au purit que les calculeux ressentent à l'extrémité du conduit excréteur après l'émission des urines, ne sont-ce pas là autant de raisons qui autorisent à admettre cette cause ?

Puis la fixation de la douleur et de ce corps dans la
fosse iliaque droite, de ce corps qui a pu parcourir
lentement, il est vrai, mais sans obstacle, tout le trajet
de l'intestin grêle ; mais qui une fois, sans doute préci-
pité dans le bas fond de la cavité cœcale n'a pu s'en
dégager par des raisons physiologiques qui méritent
la plus grande considération dans la production de l'é-
tat pathologique qui nous occupe, et dont nous dirons
un mot plus tard.

Si l'on ajoute à ces raisons cette circonstance d'un
organe de la cavité abdominale qui a acquis un développement considérable, et qui comprime les autres
organes qui se trouvent contenus dans cette cavité,
surtout ceux qui occupent la fosse iliaque droite, on
aura encore plus de raisons qu'il n'en faut pour expliquer la rétention et le séjour prolongés de ce corps
dans un des organes qui remplissent cette fosse.

Si l'on objecte que les symptômes observés depuis
cinq ans dans la région iliaque droite, la coloration
jaunâtre de la face, etc., peuvent aussi bien appartenir
à une affection cancéreuse, nos assertions n'en auront
pas moins de valeur, car il faudra bien encore attribuer
à la présence de ce corps étranger, l'expression mor-
bive de cette affection dans ce point plutôt que dans
un autre : ce sera donc pour nous une confirmation de
nos idées, car se sera toujours la même cause.

Il est facile aussi de se rendre compte du travail pathologique qui a pu donner lieu consécutive-

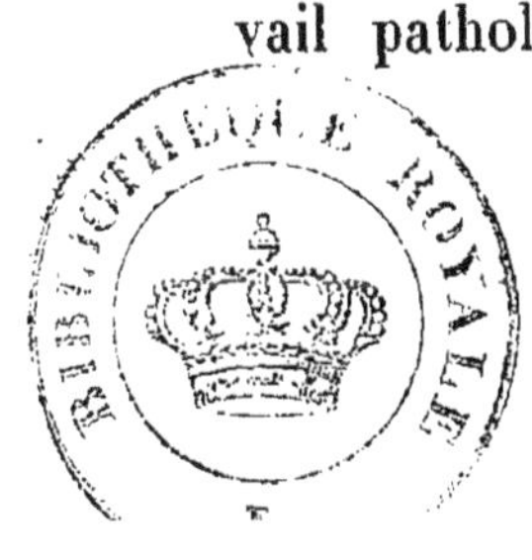

ment à la perforation intestinale qui s'est faite dans ce point et par suite à la communication entre l'intestin et la vessie.

Et d'abord la rétention d'un calcul biliaire dans le cœcum se lie si étroitement avec l'idée d'une accumulation de matières fécales dans le même intestin, qu'il est impossible de ne pas envisager ces deux circonstances comme deux effets d'une même cause, et concourant aux mêmes fins pathologiques.

La présence d'un ou de plusieurs calculs dans le cœcum, d'une plus ou moins grande quantité de matières excrémentielles durcies, a du nécessairement provoquer et entretenir dans cet intestin, et peut-être aussi dans son appendice, une irritation qui n'a pu qu'augmenter avec la persistance de ses causes, ainsi que l'atteste la douleur ressentie depuis cinq années. La tunique muqueuse a été le premier siége de cette irritation qui par contiguité s'est propagée sans doute au tissu cellulaire pérityphlique, lequel s'est enflammé et a engagé à son tour les organes environnans dans la scène phlegmasique.

Cette phlegmasie a affecté la terminaison gangreneuse, terminaison presque obligée des inflammations violentes du cœcum et de son appendice, quand elles reconnaissent pour causes la présence d'un corps étranger, et surtout un amas de matière stercorales ; ainsi que cela résulte des faits observés par Dupuytren (1),

(1) Leçons orales , tom. 3, p. 521 et suiv.

Grisolles (1) , Mèlier (2) , Albers de Bonn (3), etc. , par suite de cette terminaison, les perforations ont eu lieu, et les adhérences, résultant du travail phlegmasique, ont servi à maintenir entre les organes intéressés, des rapports favorables à l'établissement et à l'entretien de la communication *.

(1) Phlegmon des fosses iliaq. — *Archives de médecine,* 1839, p. 153.

(2) Mémoire sur quelques maladies de l'appendice cœcale , p. 3-6-8-14 et suiv.

(5) Histoire de l'inflammation du cœcum , traduit par J.-B. Pigné. — *L'Expérience,* 1839, p. 132.

* Nous avions fait proposer à madame B.... de l'opérer, l'opération n'ayant point été acceptée, nous n'avons plus entendu parler de la malade Nous dirons plus tard d'après qu'elle méthode et par quels procédés nous aurions tenté la guérison.

CAUSES.

———◦◦◦———

Quelques considérations anatomo – physiologiques éclaireront peut être l'étude des causes et du siége de la maladie qui nous occupe.

Le tube intestinal peut se diviser, au point de vue de notre sujet, en parties plus ou moins mobiles et en parties plus ou moins fixes.

Les parties mobiles se composent de la totalité de l'intestin grèle et d'une partie du colon.

Les parties fixes comprennent l'estomac, le duodenum, le cœcum, le colon et le rectum.

Nous étudierons chacun de ces organes dans l'ordre où il se présentera naturellement, sans avoir égard à la division que nous venons d'établir.

A. Nous n'avons rien de particulier à dire de l'estomac qui ne peut point se trouver en cause ici : il est bien vrai pourtant que cet organe peut subir une ampliation considérable et par suite d'une distension extraordinaire, se prolonger jusqu'à la région iliaque gauche ; mais cette distension dont la cause ne sera que passagère, ne pourra donner lieu aussi qu'à un changement de forme momentané, et dont la trop courte durée ne permettra pas les conséquences que nous recherchons.

B. Il en est de même du duodenum qui se trouve assujetti sur la colonne vertébrale par les deux feuillets du méso-colon transverse, dont la fixité est la condition nécessaire de l'accomplissement des fonctions auxquelles il est spécialement dévolu, puisqu'il reçoit des fluides qui lui sont indispensables, de deux organes fixes dont les conduits, qui s'y abouchent sont, fixes aussi.

C. L'intestin grèle offre de remarquable sa longueur considérable et son petit volume par rapport aux autres organes digestifs. Ses nombreuses circonvolutions sont flottantes au milieu de la cavité abdominale, et malgré le repli considérable du péritoine qui le suspend au milieu de cette cavité, il jouit de la plus grande mobilité.

Malgré son peu de volume dans l'état ordinaire, l'intestin grêle est susceptible d'une ampliation considérable. Sa surface interne présente de nombreux replis muqueux qui n'appartiennent point, comme dans les autres parties du tube digestif, à l'organisation intime : aussi dans les dilations considérables de l'intestin voit-on ces valvules s'effacer plus ou moins complètement suivant les besoins de la fonction qui s'exécute.

Ces valvules existent en plus grand nombre dans la portion supérieure de l'intestin et diminuent à mesure qu'on se rapproche du cœcum ; elles semblent être des appareils complémentaires de l'absorption chyleuse qui se trouve, pour l'activité, en rapport direct avec elles.

La tunique moyenne ou musculeuse de l'intestin grêle se compose en grande partie de fibres circulaires, uniformément réparties dans tout son trajet. Quelques fibres longitudinales existent seulement à la portion convexe de l'intestin qui, par cette double disposition anatomique, est peu susceptible de raccourcissement, mais en échange peut recevoir une grande dilatation. Cette dilatation est générale ou partielle, suivant qu'un plus ou moins grand nombre d'anneaux musculaires entre en action pour le déplacement des matières alimentaires. Ces fibres sont, il est vrai, douées de peu d'énergie, mais les matières alimentaires ramollies par suite de l'élaboration qu'elles ont subies dans l'estomac, sorties du duodenum pénétrées des sécrétions biliaire et pancréatique, offrent si peu de résistance que la moindre contraction musculaire suffit pour les faire cheminer dans cette partie du canal intestinal.

Elles sont parvenues ainsi jusqu'au tiers inférieur de l'intestin grêle perdant insensiblement tous les fluides dont la présence rendait leur trajet plus facile, mais elles sont parvenues aussi dans une partie de l'intestin où l'on ne rencontre plus ou presque plus ces replis muqueux qui pourraient être considérés dans cet endroit comme plus nuisibles qu'utiles à leur libre progression ; et puis l'intestin, vers son extrémité cœcale, offre une direction sensiblement oblique qui favorise évidemment la marche des matières excrémentitielles. Les diamètres successifs de l'intestin grêle viennent encore ajouter à la facilité que doivent avoir les matières à le parcourir, si, eu effet, comme il résulte des expériences de M. Cruveilhier, on trouve dans le tiers supérieur six pouces six lignes ; dans le milieu quatre pouces et à un pied du cœcum trois pouces seulement.

Si nous ajoutons à ces considérations les sollicitations que ce détritus alimentaire exerce par sa présence sur le système musculaire de l'organe, nous verrons que ce sont là autant de causes qui s'opposent au séjour prolongé des matières excrémentitielles dans cette dernière portion de l'intestin grêle.

Le cœcum, l'organe le plus fixe de tous ceux qui en-

trent dans la composition du tube digestif, à notre
point du vue, remplit en entier la fosse iliaque droite
où il est assujetti et fixé par les dispositions du péritoine ; son organisation, par rapport aux organes que
nous venons d'examiner, offre des différences qu'il est
essentiel de bien connaître pour apprécier quel rôle important il joue dans la production de l'état pathologique
que nous voulons étudier.

Le cœcum a pour limite supérieurement l'embouchure de l'intestin grêle qui verse dans sa cavité les
matières excrémentitielles ; une valvuve située à cette
embouchure, permet le passage libre de ces matières et
rend leur retour impossible une fois qu'elle a été fran-
chie.

La surface interne du cœcum présente trois enfoncemens remarquables qui sont dus à la disposition particulière des fibres longitudinales qui composent en
grande partie son système musculaire.

Ces trois enfoncemens sont séparés par des replis ou
bandelettes qui appartiennent ici à l'organisation intime, et n'ont par conséquent aucun rapport avec
ceux que l'on rencontre à la partie supérieure de l'intestin grêle.

Cette disposition musculaire est des plus importantes
à noter. Comme elle ne permet à l'organe que des contractions partielles, une plus ou moins grande partie
des matières excrémentitielles doit échapper nécessairement à l'action musculaire et séjourner plus ou moins

long-temps dans l'intestin , ainsi que cela résulte des faits.

La tunique moyenne ou musculeuse manque presque totalement dans le cœcum : à part les trois bandelettes de fibres longitudinales dont nous venons de parler , quelques fibres circulaires fort rares s'y remarquent à peine ; cette tunique moyenne se trouve ici remplacée, pour ainsi dire, par une quantité de tissu cellulaire dense beaucoup plus considérable que celle que l'on rencontre entre les tuniques des autres intestins ; aussi le cœcum se trouve-t-il être, ce que l'expérience démontre en effet, l'organe le plus disposé à s'enflammer de tous ceux qui font partie du tube intestinal.

La surface externe présente trois grandes convexités qui correspondent aux enfoncemens que nous avons remarqués à la surface interne ; plus des inégalités et bosselures graisseuses renfermées dans des replis particuliers du péritoine ; enfin des couches épaisses de tissu cellulaire qui deviennent fréquemment le siège d'inflammations violentes.

Nous avons vu les matières alimentaires parcourir successivement et avec facilité toutes les parties de l'intestin grêle ; nous les avons vues franchissant sans obstacle la valvuve iléo-cœcale se précipiter dans le cœcum ; nous les avons remarquées ramollies dans l'estomac, pénétrées de sécrétions abondantes dans le duodenum et se durcissant progressivement, à mesure qu'en parcourant les circonvolutions intestinales une

plus grande quantité de fluides leur était soustraite
dans l'acte de l'absortion chyleuse. Voyons maintenant
ce que va devenir ce détritus alimentaire, masse excré-
mentitielle.

Le cœcum, avons-nous dit, est une vaste cavité of-
frant trois enfoncemens remarquables, lesquels enfoncemens sont susceptibles d'une ampliation considérable
par la distention des matières contenues ; nous avons
vu pourquoi cette distension pouvait devenir excessive
dans ces enfoncemens, tandis qu'elle était nulle ou
presque nulle dans les points où se rencontraient les
trois bandelettes musculeuses destinées à en former les
limites. Nous avons vu également que par la disposition de son système musculaire, le cœcum, susceptible
d'une dilatation exagérée en certains endroits, se trouvait très-borné dans l'exercice partiel de sa puissance
contractile, et que cette puissance ne suffisait pas toujours pour l'ascension des matières.

Nous avons vu dans l'intestin grêle des diamètres favorables à la libre progression du bol alimentaire,
nous devons signaler dans le cœcum et dans le colon
ascendant une disposition contraire ; voici encore les
dimensions constatées par M. Cruveilhier : « A la ré-
» gion cœcale onze pouces trois lignes de circonfé-
» rence, huit pouces neuf lignes pour le colon droit et
» six pour le gauche. Si on le mesure dans son dia-
» mètre antéro-postérieur on trouve qu'il a un pouce
» et demi à deux pouces. Ces diamètres, comme on le

» voit, ont quelque importance sous le point de vue
» physiologique, etc. » (Jobert de Lamballe. *Traité
des maladies chrirurgicales du canal intestinal ;* tom. I,
pag. 4 et 5.)

Si l'on ajoute à ces causes la direction verticale de
son abouchement dans le colon avec lequel il se continue, on aura sans peine la raison d'un séjour long-
temps prolongé dans sa cavité d'une plus ou moins grande
quantité de matières excrémentitielles.

E. L'appendice vermiforme, peu intéressante sous les
rapports anatomique et physiologique, sera digne de
toute notre attention quand nous voudrons nous éclairer du flambeau de la pathologie, nous la verrons
peut-être jouer un rôle très-important dans la production de la fistule vésico-intestinale.

F. Le colon plus ou moins fixe dans les différentes po-
sitions qu'il occupe, se trouve en général, trop éloigné de la vessie pour que nous en fassions ici une
étude particulière. Le colon lombaire gauche mérite
seul que nous nous en occupions. Placé plus inférieurement dans la fosse iliaque gauche que le droit dans
la sienne, il peut se trouver en rapport par différens
points de son S avec la surface externe de la vessie ;
mais son volume, ses courbures, son organisation, sa
mobilité le rapprochent tellement de l'intestin grêle qu'on
peut lui appliquer tout ce qui a été dit à l'occasion de
ce dernier. On n'y remarque plus comme dans le reste
du colon et dans le cœcum, ces enfoncemens qui tien-

nent aux dispositions des fibres longitudinales , ni ces replis d'organisation intime qui , en s'opposant à la dilatation générale , favorisent singulièrement le séjour prolongé des matières excrémentitielles.

G. L'S iliaque offre une direction oblique de haut en bas qui est encore une circonstance favorable à leur libre écoulement : d'ailleurs s'il venait à se faire dans cette portion de l'intestin une perforation communiquant avec la cavité vésicale, cela ne pourrait guères avoir lieu que chez l'homme , et lorsque nous apprécierons en particulier la valeur de chacune des causes qui peuvent amener la fistule vésico-intestinale , nous verrons que le sexe féminin prédispose d'une manière remarquable à cette conséquence pathologique.

H. Le rectum est tout-à-fait hors de notre sujet ; nous n'en parlerons pas.

I. La vessie ne jouant jamais ou presque jamais qu'un rôle passif et secondaire dans la fistule vésico-intestinale , nous ne ferons que mentionner pour le moment sa forme et la position qu'elle occupe.

Située à la partie antérieure et moyenne de l'excavation pelvienne au-devant du rectum chez l'homme et du vagin chez la femme , à peu près ovalaire chez l'adulte , elle peut avoir dans l'état ordinaire des rapports de contiguïté avec le cœcum , l'intestin grêle et le colon lombaire gauche : nous verrons plus tard comment ces rapports peuvent être augmentés ou diminués à l'occasion de certains changemens de forme auxquels cet organe est si fréquemment exposé.

La fistule vésico-intestinale peut être congéniale ou acquise, unique ou multiple.

La fistule vésico-intestinale par vices de conformation ne peut exister que chez l'enfant : si l'on venait à la rencontrer chez l'adulte, ce dont nous ne connaissons pas d'exemple, nous pensons qu'il serait très-sage de la respecter.

Si l'on en croit les brillantes théories de Meckel, la fistule vésico-intestinale pourrait se produire soit par excès, soit par arrêt de développement ; mais même en admettant comme vraies ces idées organogéniques, comment pourrait s'établir la détermination du siége précis de la communication de l'intestin avec la vessie ? C'est ce qui nous semble impossible, du moins dans l'état actuel de nos connaissances. Nous nous bornerons pour le moment à dire que ce serait le cas chez l'enfant et surtout chez l'enfant du sexe féminin, de tenter du côté droit un anus artificiel, soit à la partie antérieure soit à la partie postérieure du cœcum, avec des modifications ou plutôt un complément opératoire que nous nous proposons d'indiquer plus tard.

Nous passons à dessein très-rapidement sur la fistule vésico-intestinale congéniale, notre but étant d'étudier cette maladie particulièrement chez l'adulte et comme conséquence d'un état pathologique, et d'arriver s'il est possible, à déterminer le siége le plus ordinaire de la perforation intestinale.

Nous avons dit que la fistule vésico-intestinale pouvait être congéniale ou acquise, nous allons examiner avec soin quelles sont les différentes causes qui sont capables de la produire.

La fistule acquise ne pouvant être que la conséquence d'un travail pathologique plus ou moins long-temps prolongé, nous devons donc rechercher quelles sont les causes qui peuvent déterminer ou entretenir un état pathologique quelconque du tube intestinal.

Pour mettre plus d'ordre dans cette étude, nous diviserons les causes en causes physiques externes ou lésions physiques, en causes physiques internes ou corps étrangers, et en causes pathologiques.

CAUSES PHYSIQUES EXTERNES.

Les lésions externes du tube intestinal peuvent être le résultat d'une ou de plusieurs blessures faites soit avec un instrument piquant, soit avec un instrument tranchant, soit avec un instrument contondant, et l'on aura pour conséquences ou bien une ou plusieurs piqûres, ou bien une ou plusieurs incisions, ou bien en-

fin une ou plusieurs contusions de l'intestin et quelquefois ces trois résultats combinés.

La piqûre des intestins lorsqu'elle est produite par
un instrument d'un petit diamètre est de cicatrisation
facile et de prompte guérison : la puissance contractile
de l'organe suffit dans ces cas pour rapprocher les
bords de la petite plaie et en favoriser la prompte ag-
glutination.

Il n'en est pas de même des lésions par instrumens
tranchans ; lorsqu'une ou plusieurs portions d'intestin
ont été divisées, il se passe un phénomène opposé à celui que l'on observe dans les piqûres. Ici les bords
divisés tendent à s'écarter l'un de l'autre , et cet écar-
tement sera d'autant plus grand que la division sera
plus transversale par rapport à la direction des fibres
musculaires.

Ce phénomène que l'on a appelé spasme intestinal ,
dure environ une demi-heure. Pendant ce temps les
matières contenues dans l'intestin ouvert , si elles ne
s'y trouvent point en trop grande quantité, ne pourraient s'en échapper qu'avec peine ; mais au bout de ce
temps, surtout si la division est grande, il y aura
presque nécessairement épanchement dans le ventre ou
tout au moins sortie des matières par l'ouverture extérieure.

Il serait difficile d'admettre que la vessie ouverte en
même temps qu'une portion d'intestin , pût recevoir
dans sa cavité les matières épanchées : chacun pressent

d'avance quelles sont les raisons pour lesquelles cette circonstance est presque impossible. En effet, à l'occasion d'une plaie intestinale qui aura également intéressé la vessie dans toutes ses tuniques, il se passera dans celle-ci les mêmes phénomènes spasmodiques que dans l'intestin, puisqu'il y a identité de texture ; par suite desquels phénomènes spasmodiques il y aura nécessairement éloignement des organes lésés ; ne serait-ce pas une supposition pour le moins gratuite, que d'admettre que les deux ouvertures simultanées reviendront s'aboucher l'une dans l'autre, une fois leurs premiers rapports perdus ? surtout de la part d'organes dont l'un jouirait d'une grande mobilité, tandis que l'autre ne serait susceptible que de peu ou point de déplacement ? et si ce résultat pouvait s'obtenir n'y aurait-il pas, malgré tout, épanchement d'une plus ou moins grande quantité de matières dans la cavité abdominale ?

Nous avons été conduit à rejeter, pour ainsi dire, la possibilité d'une communication directe entre l'intestin blessé et la cavité vésicale, du moins comme résultat immédiat : ajoutons à cette presque impossibilité l'idée que toute fistule entraîne nécessairement avec elle : celle d'une phlegmasie plus ou moins prolongée qui a présidé à sa formation, et nous verrons que les lésions physiques ne méritent guères d'être considérées ici que comme pouvant donner lieu à un travail phlegmasique dont la conséquence ultérieure pourra être une fistule vésico-intestinale.

Mais lorsque dans ce cas, cette conséquence aura eu lieu, la connaissance exacte du siége précis de la communication pourra s'établir avec assez de facilité, si l'on prend en considération, 1° la direction de la blessure; 2° la forme de l'instrument qui l'a produite, et si l'on s'éclaire de tous les renseignemens que les malades seront à même de fournir.

Il n'en est pas de même des contusions intestinales; ici, en effet, pas de traces extérieures pour éclairer le diagnostic, du moins dans le plus grand nombre des cas.

Dans les piqûres et les incisions le travail phlegmasique se borne ordinairement aux parties les plus voisines de la blessure : « *Ubi stimulus, ibi fluxus* » ; les contusions, au contraire, peuvent occuper quelquefois une grande étendue, et l'ecchymose qui en est la conséquence inévitable, intéresser plusieurs portions de l'intestin.

Toutes les parties du canal intestinal ne sont pas exposées au même degré à la contusion, tandis qu'elles le sont toutes également aux piqûres et aux incisions.

La contusion d'un organe suppose nécessairement que cet organe a dû se trouver entre une puissance d'une part et une résistance de l'autre ; par conséquent les points ou se rencontrera cette résistance seront aussi ceux ou les agents extérieurs devront déterminer le plus souvent la contusion ; or il est incontestable que c'est dans la région hypogastrique que l'on remarque le plus grand nombre de reliefs osseux ; c'est donc dans cette région que les contusions devront se produire le plus fréquemment.

Un genre de contusion fort remarquable au point de vue de la question qui nous occupe, et qui est sans contredit de toutes les contusions la plus susceptible de conduire plus tard à une fistule vésico-intestinale, c'est lorsque le cœcum, distendu par les matières excrémentitielles, vient à se trouver entre les deux puissances que nous avons admises comme conditions nécessaires de la contusion. Les parois de l'intestin pourront être alors violemment contuses, ainsi que Scarpa en cite un exemple remarquable ; et la lésion sera d'autant plus grave, toutes choses égales d'ailleurs, que les matières contenues seront plus endurcies et en plus grande quantité.

L'ecchymose peut s'étendre fort loin, mais rien n'indiquera alors que la résorption, lorsqu'elle aura lieu, devra se faire dans un point de l'intestin plutôt que dans un autre ; et si à la suite d'une inflammation suscitée par la contusion, une communication venait à s'établir entre l'intestin et la vessie, quel en serait le siége précis? Ici la détermination serait d'autant plus difficile qu'il s'agirait d'une portion du canal digestif jouissant de la plus grande mobilité par rapport encore à un organe qui n'est pas susceptible de déplacement.

Là se borne ce que nous avions à dire des lésions physiques que nous n'avons mentionnées que pour compléter l'étude des causes de la fistule vésico-intestinale.

Nous allons maintenant passer en revue les causes physiques internes qui rentrent plus particulièrement dans notre sujet : bien qu'elles se confondent avec les causes pathologiques, sous certains rapports , nous croyons utile de consacrer à chacune d'elles un chapitre particulier.

CAUSES PHYSIQUES INTERNES.

Sous ce titre nous comprendrons tous les corps étrangers qui par leur présence dans le tube digestif peuvent déterminer quelques lésions de tissus ou bien quelque trouble fonctionnel, capable de constituer un état pathologique.

Nous n'avons point à nous occuper des corps étrangers par implantation dans le canal digestif; nous n'examinerons que ceux qui peuvent s'y rencontrer quelle que soit d'ailleurs la voie par laquelle ils y aient été introduits.

Les corps étrangers introduits dans le canal digestif y suivent en général une progression semblable à celle des substances alimentaires, à moins que leur forme trop irrégulière ne s'oppose à cette progression. Comme ces dernières on les voit cheminer avec plus de liberté dans certaines parties et séjourner plus long-temps dans certaines autres, s'y fixer même quelquefois définitivement.

Il y a sous ce rapport des points bien remarquables du tube digestif. Ces points sont supérieurement la valvule pylorique et inférieurement la valvule iléo-cœcale, le cœcum et son appendice. Ces derniers nous intéressent seulement.

Entozoaires. — Les entozoaires forment une classe remarquable de corps étrangers, vivant dans l'intérieur du corps de l'homme et à ses dépens.

Ceux que l'on rencontre dans le canal alimentaire prennent plus particulièrement le nom de vers intestinaux. On en compte quatre espèces : les ascarides lombricoïde et vermiculaire, le tricocéphale et le tœnia.

L'ascaride lombricoïde, le seul qu'il nous importe de connaître, réside plus habituellement dans l'intestin grêle que dans les autres parties du canal intestinal où il ne se rencontre qu'accidentellement.

L'ascaride vermiculaire résidant plus particulièrement dans les plis de l'extrémité inférieure du rectum, n'est point dans notre sujet,

Le tricocéphale se rencontre le plus ordinairement dans le gros intestin, dans le cœcum et au voisinage de la valvule iléo–cœcale.

Le tœnia réside en grande partie dans l'intestin grêle.

On voit que de toutes les parties du canal alimentaire, c'est l'intestin grêle qui se trouve le plus exposé à loger des êtres parasites.

On semble assez porté aujourd'hui à rejeter l'opinion des pathologistes qui pensaient que les entozoaires pouvaient devenir eux-mêmes les artisans de ces perforations intestinales au moyen desquelles on les avait vu pénétrer dans des cavités voisines. Quoiqu'il en soit, on doit toujours admettre qu'ils sont susceptibles par leur présence de provoquer et d'entretenir un état phlegmasique dont la conséquence pourra bien être une perforation intestinale, etc.

Lorsqu'ils auront été combattus et frappés de mort, ils pourront séjourner encore assez long-temps dans le canal digestif comme simples corps étrangers et y déterminer les mêmes accidens que nous attribuerons aux agens de cette dernière classe, ainsi qne Mèlier (1) en rapporte une observation remarquable, recueillie à la clinique de M. Jadelot.

Il nous reste à mentionner les acéphatocystes qui résident dans tous nos tissus indifféremment, mais qui peuvent se trouver contenus dans des kystes qui s'ouvrent quelquefois dans le tube intestinal, ainsi que nous en connaissons quelques exemples.

(1) Mèlier, *Mémoire sur quelques maladies de l'appendice cœcale*, observation VII, pag. 26.

CONCRÉTIONS INTESTINALES. — On trouve chez l'homme et plus particulièrement chez la femme des concrétions intestinales formées quelquefois de toutes pièces, mais quelquefois aussi ramassées autour d'un noyau qui pourra être un corps étranger introduit ou formé dans l'économie : soit un noyau de fruit, par exemple, une balle, un grain de plomb, un calcul hépatique, etc., etc. Ces concrétions, bien que flottantes le plus ordinairement, ont parfois des adhérences très-intimes avec les parois intestinales.

Les concrétions flottantes nous semblent être celles dont le noyau est fourni par un corps étranger quelconque, par des vers intestinaux, et le plus souvent enfin par un calcul biliaire. Celles qui adhèrent à la membrane muqueuse doivent probablement leur naissance à un état pathologique de cette membrane ; ce qui concilierait les opinions qui admettent exclusivement l'une ou l'autre de ces causes.

Quoiqu'il en soit de ces deux opinions, il est aisé de concevoir comment un calcul, cheminant dans le canal digestif à la manière des substances alimentaires, pourra le parcourir dans la plus grande partie de son étendue, tantôt en signalant son passage par quelques phénomènes douloureux, s'il est volumineux et inégal, tantôt aussi sans y donner le moindre signe de sa présence. Soumis dès lors aux mêmes lois que les matières alimentaires, comme elles il devra séjourner long-temps dans les organes favorablement disposés pour leur rétention, et y devenir la cause de graves états morbides. Nous sommes autorisé à admettre déjà que cette cause, trop peu signalée, joue le plus grand rôle dans la production de la maladie qui nous occupe, surtout chez la femme.

CAUSES PATHOLOGIQUES.

Toutes les affections vitales ou organiques du tube digestif qui auront pour siége principal le cœcum et son appendice, la fin de l'iléon et la valvule iléo-cœcale, pourront avoir pour conséquence ultérieure la fin pathologique que nous étudions, c'est-à-dire la fistule vésico-intestinale.

Mentionnons rapidement ces affections et tâchons d'attribuer à chacune la part qui lui revient dans la production de la fistule stercorale. Nous envisagerons ensemble celles du cœcum, de l'appendice vermiforme, de la valvule iléo-cœcale et de la fin de l'iléon ; ees différents organes étant susceptibles de s'affecter de la même manière et sous l'influence des mêmes causes.

Inflammation. — L'inflammation des organes que nous étudions peut reconnaître différentes causes ; mais, soit dit par anticipation , la cause la plus fréquente de l'inflammation du cœcum et de ses annexes est , sans contredit, l'amas des matières fécales. Tous les auteurs qui ont traité la question s'accordent, avec les faits , sur ce point : et si nous n'eussions eu nous-même quelques remarques particulières à faire au point de vue de notre sujet, il nous aurait suffi de rappeler tout ce qui a été dit par eux , en nous appesantissant toutefois sur des conséquences qui ont peut-être jusqu'ici trop peu fixé l'attention.

L'inflammation étant donnée comme travail préliminaire dans la production de la fistule vésico-intestinale et cette fin pathologique devant nous intéresser particulièrement sous le rapport pratique, les causes nous importeraient moins sans doute, si chacune d'elles n'était pas de nature à imprimer au travail morbide une forme et un caractère particuliers , variables aussi suivant que tel ou tel tissu en aura été le siége.

L'inflammation pure et simple , c'est-à-dire sans cause mécanique, de la muqueuse intestinale ne pourra jamais , ou presque jamais, quelle que soit d'ailleurs son intensité et sa durée, donner lieu consécutivement à une communication entre l'intestin et la vessie. Pour amener cette conséquence il faudra presque nécessairement que l'inflammation se transmette par contiguité au tissu cellulaire interstitiel et circo-cœcal ; que gagnant de proche en proche jusqu'à la séreuse vésicale , celle-ci participe au travail phlegmasique et qu'enfin ce travail se termine par la destruction de tout ou partie du tissu cellulaire environnant.

Dans ce travail, suivant que la phlegmasie aura eu plus ou moins d'intensité et d'étendue, la muqueuse intestinale d'abord ramollie, puis bientôt ulcérée, pourra se perforer; le tissu cellulaire intermusculaire sera détruit en totalité ou seulement en partie, et les matières contenues dans l'intestin pourront s'épancher dans le tissu cellulaire environnant ou bien s'infiltrer à travers les interstices de la tunique musculeuse comme au travers d'un crible; une fois répandues dans le tissu cellulaire ces matières pourront y devenir une nouvelle cause d'inflammation en imprimant à celle-ci le caractère propre à cette cause nouvelle; un foyer avec parois organisées pourra dès lors se former autour des matières épanchées, et tout en conservant avec l'intestin enflammé ses rapports de communication, ce foyer pourra servir également à en établir de nouveaux avec la cavité vésicale, soit d'après le même mécanisme, soit, et mieux encore, parce que l'inflammation augmentée et modifiée par la présence des matières fécales, aura affecté la terminaison gangréneuse; ainsi que cela arrive presque toujours dans les inflammations qui reconnaissent cette dernière cause.

La communication entre l'intestin et la vessie pourra constituer dans l'un de ces cas un genre particulier de fistule multiple, dont personne, que nous sachions, n'a encore parlé , et que l'on pourrait appeler fistule cribleuse. On conçoit que ce genre de fistule devra présenter les plus grandes difficultés sous le double rapport du diagnostic et de la thérapeutique.

Il doit être très rare néanmoins que l'inflammation pure et simple, c'est-à-dire qui ne reconnaît point une cause mécanique, telle que corps étrangers, calculs ou matières stercorales, conduise à de pareilles conséquences pathologiques; car dans toutes les observations de ce genre qui sont à notre connaissance et que l'on trouve consignées dans différens auteurs, chez tous les malades qui ont pu être autopsiés, on a rencontré presque toujours ou bien des calculs, ou bien des corps étrangers, ou bien des vers, ou bien enfin des matières stercorales épanchées.

L'inflammation ne commencera pas toujours par la membrane muqueuse intestinale; elle pourra quelquefois, mais plus rarement, avoir son siége primitif dans le tissu cellulaire interstitiel ou dans celui qui remplit la fosse iliaque; alors, comme dans le cas précédent, si elle ne se termine pas par résolution , elle pourra , par les mêmes raisons, donner lieu aux mêmes conséquences et à toutes celles signalées en particulier par Dupuytren (*loc. cit.*), M. Grisolles (*loc. cit.*), John Burne (1).

Quelque soit d'ailleurs son siége primitif, l'inflam-

_____

(1) *Westminster's hospital reports.*

mation pure et simple devra se comporter presque toujours à peu près de la même manière et ne pourra guères entraîner les résultats pathologiques que nous étudions, qu'avec des modifications nouvelles apportées par des causes surajoutées.

On est d'autant plus autorisé à penser ainsi, que toutes les recherches nécropsiques à la suite de cas analogues ont permis, ainsi que nous le disions, de constater à travers les orgages perforés la présence soit d'un corps étrangers, soit d'un calcul, soit de vers intestinaux, et plus souvent enfin de matières stercorales. De telle sorte qu'on peut raisonnablement se demander si, dans ces cas, l'inflammation que l'on considère comme l'origine et la cause première de tous les désordres, ne s'est pas plutôt développée sous l'influence d'une cause mécanique préexistante et demeurée inconnue. Les faits recueillis jusqu'à ce jour sembleraient légitimer cette manière de penser, du moins pour le plus grand nombre des cas.

Cette cause mécanique pourra être, disons-nous, un corps étrangers, ou bien un calcul, ou bien des vers intestinaux, ou bien des matières stercorales accumulées.

I. Les corps étrangers introduits dans le canal digestif, lorsqu'ils auront pu franchir avec facilité la valvule pylorique, devront parcourir de même toute l'étendue de ce canal et pourront s'arrêter à la valvule iléo - cœcale, comme dans le cas de ce jongleur rapporté par Dubois , ou bien séjourner dans le cœcum lorsqu'ils auront pu franchir cette dernière valvule (1) , ou bien enfin venir se loger dans l'appendice vermiforme (2).

On peut lire dans différents recueils des observations assez nombreuses de pareils faits.

MM. Andral fils, Fauconneau-Dufresne , Jacquemin fils, Marx , Wegeler, etc., ont trouvé dans l'appendice cœcale des calculs de différentes grosseurs (3).

M. Jadelot (*loc. cit.*) l'a trouvée considérablement distendue dans un cas où elle contenait quatre ascarides lombricoïdes.

En se reportant aux considérations anatomiques et physiologiques éconcées précédemment , il est aisé de s'expliquer comment et pourquoi ces corps étrangers , soumis aux mêmes lois de progression que les matières alimentaires , viennent s'arrêter et séjourner de préférence dans les organes dont nous venons de parler ; il est aussi facile de comprendre que leur présence doit avoir pour premier résultat l'irritation de la membrane muqueuse avec laquelle ils se trouvent en contact, puis, avec la persistance de sa cause, une inflammation qui prendra bientôt le caractère et la nature qui lui sont propres.

II. Sous l'influence de dispositions particulières encore

(1) Albers de Bonn. *L'Expérience*, 1839, p. 140.
(2) Hévin. *Mémoires de l'Acad. roy. de chir.* tom. I, p. 377.
(3) Mélier. Mémoire cité, obs. V, p. 17 et obs. VIII, p. 27.

assez mal déterminées , et par les raisons anatomiques
et physiologiques énoncées au commencement de ce
mémoire, les matières fécales ont chez quelques individus une tendance remarquable à s'accumuler dans la
cavité du cœcum. Pour combattre l'état de constipation
quelquefois très opiniâtre qui peut en être la conséquence, on se voit forcé de recourir à des moyens éner-
giques, qui ne font, dans certains cas, que procurer une
solution momentanée, et qui, dans certains autres , deviennent eux-mêmes une cause nouvelle de constipation
par l'irritation qu'ils développent ou augmentent dans la
membrane muqueuse digestive. Bientôt, en effet , en
vertu des mêmes dispositions les matières s'amassent de
nouveau et la constipation devient habituelle. Or voici ,
à notre avis , ce qui doit se passer alors , dans quelques cas du moins. A l'aide de quelques moyens fréquemment répétés , on obtiendra , il est vrai , l'expulsion de
la plus grande partie des matières contenues , mais d'a-
près les dispositions anatomiques de l'intestin une cer-
taine quantité échappant à ses sollicitations, y séjour-
nera , s'y durcira , s'y incrustera pour ainsi dire ; ces
matières qui n'avaient pu être expulsées d'abord parce
que dans le point où elles s'étaient accumulées , la puissance contractile se trouvait moindre , deviendront à
leur tour une cause puissante de constipation par la
compression qu'elles devront exercer sur les parois de
l'intestin distendu ; de même les trois enfoncements sac-
ciformes du cœcum pourront se remplir à la longue ,

et les nouveaux produits digestifs glisseront à la surface de ces matières sans pouvoir en opérer le déplacement. Nous verrons bientôt cette même compression
donner lieu à d'autres phénomènes non moins impor-
tans pour la production de la fistule stercorale.

Il est aisé dès-lors de concevoir comment l'inflammation pourra se développer et s'entretenir dans un
organe en contact habituel avec des matières endurcies
par le séjour et faisant office de véritables corps étrangers, susceptibles d'augmenter de volume et de consistance à mesure que l'intestin qui les renferme se trouve
plus distendu par leur présence.

III. La paralysie ou simplement l'atonie du cœcum,
existant primitivement, favorisera d'abord la rétention
des matières excrémentitielles ; puis celles-ci, au moyen
de la compression qu'elles exerceront à l'habitude sur
les parois intestinales, finiront par anéantir complètement l'innervation de l'organe. L'effet sera devenu
cause à son tour, et le séjour des matières se prolon-
geant indéfiniment, il en résultera les conséquences
que nous avons déjà signalées. L'intestin pourra même
se rompre par suite de la distension occasionnée par les
matières stercorales.

IV. La membrane muqueuse enflammée pourra devenir, dans ces cas, le siège de modifications et d'altérations
diverses ; telles que ramollissement, épaississement,
induration, ulcérations, perforations, etc., etc. Mais,
par des combinaisons particulières, quelques-unes de

ces altérations diverses pourront exister simultané-
ment : nous voulons dire que la muqueuse ramollie
dans certains points , pourra se trouver épaissie et in-
durée dans quelques autres , et à travers son tissu ainsi
disposé, laisser échapper une exsudation stercorale qui
donnera lieu à des phénomènes en rapport avec la cause
qui les aura suscités. Telle a dû être , nous n'hésitons
pas à le penser, la cause assez fréquente des abcès ster-
coraux observés dans la fosse iliaque droite ; nous in-
sistons sur cette cause, parce qu'elle n'a pas encore ,
que nous sachions , été suffisamment signalée. C'est ,
du reste , l'analogie avec ce qui se passe dans les abcès
urineux qui nous a conduit à l'admettre.

V. Les matières fécales s'engagent fréquemment dans
l'appendice vermiforme et y deviennent la cause des
mêmes accidents que lorsqu'elles s'amassent dans le
cœcum ; il y a même cette circonstance plus grave que
les matières , une fois logées dans cette appendice , s'y
trouvent retenues par la présence d'une valvule qui s'oppose à leur retour dans l'intestin.

VI. Nous touchons donc maintenant à la cause la plus
fréquente de l'inflammation du cœcum et de son appendice, de celle qui par sa nature et par son caractère
propre, est la plus capable d'entraîner des conséquences
favorables à l'établissement de l'état pathologique sur
lequel nous voulons appeler l'attention des praticiens.

Si l'on consulte, en effet , les belles leçons de Dupuytren sur les abcès de la fosse iliaque droite ; le mé-

moire de M. Grisolles sur les phlegmons de ces deux
fosses ; les travaux de MM. Albers de Bonn, sur l'inflammation du cœcum et du tissu cellulaire circo-cœcal ; John Burne, sur les maladies de cet intestin ;
l'excellent mémoire de M. Mêlier, sur quelques maladies de l'appendice cœcale ; celui de M. Louyer Willer-
may, qui le premier a fixé l'attention des pathologistes
sur le rôle important de cette appendice ; on verra que
dans tous les faits recueillis par ces différents auteurs,
l'accumulation des matières fécales mérite d'être signalée comme la cause la plus fréquente de l'inflammation
et des désordres observés.

Tous ces désordres appartiennent évidemment à la
terminaison gangréneuse , car c'est la terminaison
presque inévitable de l'inflammation qui reconnaît la
cause stercorale. M. Albers va plus loin (*Loc. cit.*
pag. 132), il pense que la terminaison par gangrène
est la seule qui puisse amener une perforation intestinale.

Dupuytren (1) rapporte différentes observations dans
lesquelles les abcès de la fosse iliaque droite se sont
créé des voies de communication tantôt directement
dans le cœcum (Observ. V), tantôt au moyen d'une
perforation de l'appendice cœcale, servant alors de trajet fistuleux (Observ. I). Dans l'Observation VII,
l'abcès s'est ouvert dans la vessie.

Si l'on prend ces deux observations pour n'en faire

(1) *Loc. cit.* p. 520 et suiv.

qu'une, tout en demeurant dans les limites du possible, ainsi que l'admet lui-même (pag. 520) l'illustre auteur de ces observations, l'on aura alors le cas que nous recherchons, c'est-à-dire deux communications n'en faisant qu'une, entre l'intestin et la vessie. Cette possibilité se trouve d'ailleurs confirmée par une observation du docteur Henri-James Johnson, rapportée dans *The médico-surgical review*, 1836, et dans la *Gazette Médicale*, tom. 5, page 123.

Nous n'avons pas à nous occuper ici de la question de savoir s'il est bien conforme aux faits que l'inflammation ait débuté par le tissu cellulaire de la fosse iliaque, plutôt que par la muqueuse du cœcum ou de son appendice ; ceci nous importe peu, quant à présent du moins.

M. Grisolles (Mém. cit.) rapporte également plusieurs observations empruntées à différents auteurs, dans lesquelles des abcès de la fosse iliaque droite se sont ouverts dans les organes voisins, et ont donné lieu à des communications quelquefois uniques, et quelquefois multiples ; telle est, dans ce dernier genre, l'observation de M. Dance, insérée dans le répertoire d'atanomie et de physiologie de M. le professeur Breschet. Telle est aussi la 18me du mémoire de M. Ménière, dans les archives de 1837.

Il résulte des faits observés jusqu'à ce jour, que les abcès de la fosse iliaque droite sont infiniment plus fréquents que ceux de la fosse gauche, par des raisons

dans l'examen desquelles nous sommes déjà entré ;
qu'indépendamment de ce qu'ils sont plus fréquents
ils ont beaucoup plus de tendance que ceux de la fosse
opposée à s'ouvrir dans les organes voisins. Laissons à
cet égard, parler M. Grisolles (*Loc. cit.* page 146) qui
a enregistré avec soin tous les faits que possède la
science sur ce sujet : « Il est à remarquer, dit-il , que
« cette terminaison est plus facile à droite qu'à gauche.
« Dans le premier côté, en effet, le pus est générale-
« ment en contact avec la face postérieure du cœcum et
« du colon ascendant, parties qui étant dépourvues de
« péritoine, n'opposent qu'une faible résistance. La
« même disposition n'existe point communément à
« gauche pour l'S iliaque. Il s'ensuit que les abcès de
« cette région ont plus de difficulté pour pénétrer dans
« l'intestin ; néanmoins il serait inexact de dire qu'ils
« ne peuvent affecter cette terminaison , car la science
« possède au moins *trois* exemples d'abcès iliaques gau-
« ches, qui se sont ouverts dans le colon ascendant,
« ou dans l'S iliaque. »

C'était aussi ce qu'avait dit avant M. Grisolles, l'illustre chirurgien de l'Hôtel-Dieu (*Loc. cit.* page 516).
« Une des premières questions que doit naturellement
« suggérer l'étude de ces tumeurs (abcès de la fosse
« iliaque), est celle-ci : pourquoi se forment-elles
« presque toujours dans la fosse iliaque droite? Pour-
« quoi la fosse gauche en est-elle si rarement le siège ?
« On ne saurait en trouver la raison que dans la forme

« de l'intestin et des parties qui l'environnent. Plongé
« dans une masse de tissu cellulaire, le cœcum offre
« à son point d'union avec l'intestin grêle, un rétrécis-
« sement tellement marqué, que dans ce lieu (valvule
« iléo-cœcale) on voit fréquemment s'amasser des
« corps étrangers qui peuvent quelque-fois eux-mê-
« mes devenir la cause déterminante de ces abcès, etc.

« Il n'en est pas de même du côté gauche : la portion
« sygmoïde du colon n'offre dans ses points d'union
« aucun rétrécissement, etc. »

Comme on le voit déjà, les abcès de la fosse iliaque
droite sont la règle, ainsi que leur ouverture dans le
cœcum, lorsque cette terminaison a lieu ; tandis que les
abcès de la fosse iliaque gauche et leur ouverture dans
le colon ascendant et l'S iliaque sont au contraire la
très-rare exception.

Chacun pressent d'avance ce que l'on doit induire de
tous ces faits.

VII. Le cœcum et son appendice, la valvule iléo-cœcale
et la fin de l'iléon peuvent, avons-nous dit, devenir le
siège d'affections et d'altérations diverses, que nous
nous contenterons d'énumérer. Ce sont des ulcérations,
des végétations, des rétrécissemens, des polypes, des
fongosités, des tumeurs variables de forme et de nature,
des cancers, etc., etc.

Nous n'avons point à faire en particulier l'étude de
chacune de ces altérations, tout le monde appréciera le
rôle qu'elles peuvent jouer dans la production de l'état
pathologique qui fait l'objet de ce travail.

Dans quelques cas la cause de ces altérations pourra être indifférente ; mais dans beaucoup d'autres elle sera de la plus grande importance pour éclairer le diagnostic et la thérapeutique. Quelques exemples suffiront pour faire ressortir le degré de cette importance. Si l'on était appelé, par exemple, auprès d'un phthisique tuberculeux, portant également une fistule stercorale, on devrait penser tout naturellement que la fistule s'est formée au moyen d'ulcérations de nature tuberculeuse, si l'on n'en trouvait pas ailleurs la cause directe ; et cette cause, à elle seule, exclurait l'application de tout moyen thérapeutique. De même à l'égard des végétations, si dans les antécédents ou dans la constitution du malade il était permis de puiser de quoi constater l'existence d'une cause spécifique, il serait naturel, en l'absence de toute autre cause, de s'arrêter à celle-ci qui viendrait encore imprimer au diagnostic et au traitement des modifications et une direction particulière. Il y aurait superfluité à multiplier les exemples de cette nature.

VIII. Nous avons hâte d'arriver au traitement, point culminant de la question telle que nous l'avons envisagée, objet principal de notre travail et but presque unique de tous nos efforts ; mais quelleque soit notre impatience, nous n'abandonnerons pas l'étude des causes, sans signaler rapidement celles qui nous paraissent prédisposer le mieux aux différentes affections qui peuvent conduire à nos fins pathologiques,

De toutes les observations recueillies jusqu'à ce jour il résulte bien évidemment que c'est de trente à cinquante ans que les affections que nous étudions en ce moment, se développent le plus ordinairement. C'est, en effet, à cette époque de la vie qu'appartiennent, en général, les affections abdominales; or nous savons que toutes les causes qui peuvent apporter quelque trouble dans les fonctions digestives deviendront à la longue celles de l'état pathologique qui fait l'objet de nos recherches. Qu'il nous suffise donc de les signaler.

La profession, l'habitation, les saisons, l'alimentation, etc., etc., n'auront que bien peu d'influence ici; toutefois nous devons mentionner les professions qui exigent la position assise (Albers), celles qui exposent à la poussière irritante de certains métaux (Ménière), à la respiration de gaz délétères, enfin toutes celles qui exposent à la longue à quelque lésion organique ou fonctionnelle du tube digestif (Dupuytren) ; l'habitation et la saison chaude-humide, la transplantation brusque d'un pays du nord sous une latitude méridionale, coïncidant avec une alimentation insuffisante ou défectueuse, enfin tous les excès de régime, etc., etc. mais de toutes les causes celles qui méritent le plus de fixer notre attention et qui prédisposent le plus manifestement à nos conséquences pathologiques sont, sans contredit, le tempérament bilieux et le sexe féminin, par des raisons auxquelles nous allons tâcher de donner quelques développements.

Le tempérament bilieux se trouve caractérisé par une prédominance de la fonction hépatique coïncidant nécessairement avec une prédominance de l'organe lui-même. On sait que de tous les tempéramens, c'est celui qui prédispose le plus aux affections du tube digestif, et que c'est précisément à cette prédominance qu'il faut attribuer cette prédisposition. Or, parmi ces affections, il en est une sur laquelle nous devons particulièrement reposer notre attention, et qui se trouve constituée par une aptitude, chez quelques individus, à la formation de certaines concrétions qui s'échappent habituellement par les voies digestives, surtout chez les femmes ; ainsi que le démontrent les nécropsies de la Salpêtrière, qui ont permis de constater chez presque toutes des concrétions analogues.

Joignons à ces dispositions qui sont plus propres au sexe féminin, les conditions d'une fonction qui lui est spécialement dévolue, et nous aurons bien des causes réunies pour concourir au développement des affections sus-mentionnées. Mais suivons un peu cette fonction nouvelle dans ses évolutions.

Un organe occupant dans l'état de vacuité la cavité du petit bassin, quitte cette cavité pour monter dans la cavité abdominale, où il acquiert un développement tel qu'au bout d'un certain temps il devient trois ou quatre fois plus volumineux que dans son état normal. Situé dans cette cavité qu'il ne doit occuper que temporairement, l'organe gestateur est loin de faire éprouver

aux parois abdominales une distension qui soit en rapport avec l'augmentation de volume qu'il a subie lui-
même. Il doit donc en résulter nécessairement la compression des autres organes contenus dans cette même
cavité.

De tous les organes contenus dans la cavité abdominale, c'est le cœcum et la vessie qui ont le plus à souf-
frir de cette compression. Indépendamment des modifications physiologiques qui en résultent, il y a de la
part de ces deux organes et surtout de la part de la
vessie, des changemens de forme qui les placent dans des
conditions respectives on ne peut plus favorables à l'é-
tablissement d'une communication. Ainsi dans la grossesse la vessie subit un aplatissement remarquable ;
d'ovalaire qu'elle était dans l'état de vacuité de l'utérus,
et avant toute gestation, elle présente au contraire alors
une dépression notable de son fond ; son diamètre
transversal étant, par suite de ce changement, devenu
plus considérable que le vertical, ses bords latéraux
acquièrent avec les autres organes de cette cavité et
surtout avec le cœcum des rapports de contiguité si parfaite, qu'en cet état, comprimée de toutes parts, la
vessie n'est plus susceptible de ces changemens de
forme auxquels elle était exposée dans l'état normal,
lorsqu'elle se trouvait distendue par une grande quantité de sécrétions ; cette distension étant devenue désormais impossible.

En résumé, il sera tout à fait impossible de méconnaître, long-temps du moins, une communication entre l'intestin et la vessie. Lorsque celle-ci sera établie, la présence des matières excrémentitielles dans la cavité vésicale ne permettra aucun doute sur son existence. Il sera loin d'être aussi facile d'arriver à la détermination du siége précis et du nombre des ouvertures fistuleuses.

D'après les considérations anatomo-physiologiques et pathologiques dans lesquelles nous sommes entré précédemment, il sera naturel de penser *a priori*, dans la pluralité des cas, que l'ouverture ou les ouvertures d'entrée, (qui peuvent être multiples, comme nous l'avons vu,) auront leur siége ou bien à la fin de l'iléon, dans un point très rapproché de la valvule iléo–cœcale, ou bien dans les enfoncemens du cœcum ou bien enfin dans son appendice vermiforme. L'ouverture ou les ouvertures de sortie devront s'aboucher, en général, dans la partie latérale droite, supérieure et un peu postérieure de la vessie; mais ces dernières ne présenteront pas la même difficulté sous le rapport du diagnostic. Au moyen d'un bec de sonde promené avec intelligence et ménagement, une main exercée pourra découvrir, après des recherches attentives, si la communication avec la vessie est unique ou multiple; avec de l'habitude et de l'exercice on pourra de cette manière compter, pour ainsi dire, les ouvertures, si elles ne sont pas trop nombreuses.

L'on sera autorisé à penser que la fistule est multiple ou *cribleuse* si les matières excrémentitielles parvenues dans la vessie y sont très délayées : si au contraire la sonde donnait passage d'abord à de l'urine, puis à des matières qui présenteraient un certain degré de consistance, on serait en droit de penser que l'ouverture fistuleuse pourrait être unique et on devrait la supposer, dans ce cas, d'un diamètre assez considérable. Toutefois, ce ne sera qu'après avoir vidé plusieurs fois la vessie et, autant que possible, immédiatement après que les matières s'y seront épanchées, que toutes ces données auront pu acquérir un certain degré d'exactitude.

TRAITEMENT.

Nous l'avons dit souvent dans le cours de ce travail, c'est au point de vue de la thérapeutique que nous nous efforcerons de donner quelqu'importance à nos idées.

On ne trouve dans les auteurs anciens rien ou presque rien qui se rapporte à la fistule vesico-intestinale, dans quelques auteurs modernes qui ne font que la mentionner, rien ne décèle que l'on ait songé à la possibilité de guérir cette affreuse infirmité : tout démontre au contraire une tendance unanime à abandonner les pauvres malades à eux-mêmes, tendance que l'on retrouve presque partout exprimée dans cette formule presque générale et que nous empruntons à l'illustre Boyer (1) : Cette maladie (fistule vésico - intestinale) heureusement très rare, est au-dessus des ressources de l'art. La sentence n'est pas consolante et nous la croyons par trop rigoureuse.

Jusqu'ici on ne s'était donc occupé que d'adoucir le sort des malades et de rendre leur position un peu plus supportable. Le traitement, si l'on peut lui donner ce nom, était tout palliatif ; ce traitement consistait dans l'usage des antiphlogistiques et des émollients sous toutes les formes, rarement des purgatifs : ainsi, émissions sanguines, injections dans la vessie, cataplasmes sur la région hypogastrique, lavements, bains de fauteuil, tisannes, etc., etc., nous y ajouterons un régime adoucissant et surtout liquide.

Comme on le voit, ce traitement palliatif, le seul conseillé et mis en pratique jusqu'à ce jour contre la fistule vésico-intestinale, est loin de répondre aux exigences d'une science dont le but est l'art de guérir, et, plus loin encore, de satisfaire la légitime ambition des

______

(1) *Traité des maladies chirurgicales*, tom. IX, pag. 56.

hommes qui se livrent à la culture de cette science et à l'exercice de cet art. Nous sommes bien loin de nous flatter que nous aurous pu répondre à toutes ces exigences : nous nous estimerions trop heureux seulement si en éveillant l'attention des praticiens sur une question nouvelle et d'un si haut intérêt, de meilleures recherches pouvaient conduire un jour à de meilleurs moyens que ceux que nous proposons, pour guérir une si terrible maladie jusqu'ici abandonnée, pour ainsi dire, aux seules ressources de la nature, trop souvent, hélas, impuissante !

A ce traitement palliatif, nous croyons pouvoir ajouter un traitement curatif, car nous pensons qu'à l'aide de certains moyens, fort incertains sans doute, *melius anceps quam nullum*, l'on pourra néanmoins parvenir quelquefois à la guérison de la fistule vésico-intestinale. Nous diviserons donc le traitement de cette maladie en traitement palliatif et en traitement curatif.

TRAITEMENT PALLIATIF.

Le traitement palliatif est applicable à tous les cas de fistule vésico-intestinale ancienne ou récente. Nous savons en quoi il consiste. On comprend son insuffisance.

Qu'il nous soit permis de dire quelle est la conduite que nous tiendrions désormais, si nous étions appelé auprès d'un malade porteur d'une fistule vésico-intestinale, de cette dégoûtante maladie en face de laquelle tous les chirurgiens se sont vus jusqu'ici condamnés à avouer leur impuissance, en proclamant qu'elle était au-dessus des ressources de l'art.

Nous n'avons la prétention d'imposer à personne notre manière de voir et d'agir; nous pensons même qu'ainsi que toutes les choses nouvelles, elle pourra subir de grandes modifications par l'expérience; mais nous choisissons de préférence cette forme d'écrire, parce qu'indépendamment de ce qu'elle nous semble plus conforme avec l'humilité de notre position médicale, nous la croyons en même temps plus favorable à l'intelligence et au développement de nos idées.

Il ne sera pas permis d'ignorer, long-temps du moins, l'existence d'une fistule vésico-intestinale; l'introduction d'une sonde dans la vessie aura suffi pour la faire connaître. La fistule constatée, nous nous bornerions pour le premier jour à recueillir d'abord les matières épanchées, puis tous les renseignemens capables d'éclairer la cause et la date de l'établissement de la communication; s'il existait encore des signes de l'inflammation qui aurait entraîné la communication, il va sans dire que nous la combattrions avec les moyens appropriés : dans le cas contraire, nous nous bornerions aux moyens accessoires déjà exprimés.

Cette conduite serait applicable à tous les cas de ce genre et se fonde sur deux raisons; 1o si la communication est récente, il y aurait un danger que chacun pressent à promener une sonde dans des tissus encore enflammés et frappés de désorganisation ; 2° si la communication est ancienne, quelques heures de plus ou de moins seront sans importance, et il n'y aura rien de perdu pour le traitement curatif.

Enfin lorsque nous aurions pu acquérir la certitude que tout travail morbide a cessé et que les tissus intéressés dans la communication sont parvenus aux conditions dans lesquelles ils devront désormais se maintenir, c'est alors, mais alors seulement, que nous croirions pouvoir entreprendre les recherches que nous avons indiquées précédemment, et qui auraient pour triple but de constater et le siége, et la forme et le nombre des ouvertures communicantes.

Notre diagnostic une fois suffisamment éclairé sur ces trois points, qui sont d'une importance capitale, nous attendrions encore le moment favorable pour passer à l'application de nos moyens de traitement curatif.

TRAITEMENT CURATIF.

Toute fistule étant constituée par l'établissement d'un canal accidentel donnant anormalement et d'une manière continue passage à un liquide ou à un fluide quelconque, il doit en découler nécessairement cette loi immuable de thérapeutique fondée sur ce principe dominateur dans la curation de toute fistule : rétablir par tous les moyens possibles le cour naturel des fluides excrétés. Nous allons voir s'il est permis de tenter ce rétablissement dans la fistule vésico-intestinale.

Le traitement curatif de la fistule vésico-intestinale tel que nous le proposons est complexe. Il peut se diviser en trois époques distinctes et consiste en trois opérations successives :

1re époque.
1re opération.
} Formation d'un anus articiel.

2me époque.
2me opération.
} Application à demeure de notre canule iléo-cœcale.

3me époque.
3me opération.
} Occlusion de l'anus artificiel.

PREMIÈRE ÉPOQUE. — Lorsqu'à l'aide des moyens palliatifs nous serions parvenu à améliorer la constitution générale de notre malade et à ramener les tissus qui étaient intéressés dans la scène phlegmasique à des conditions plus favorables; le moment, enfin, étant jugé opportun, nous chercherions à donner aux matières stercorales une direction plus convenable, en leur créant une voie nouvelle dans un lieu d'élection.

Cette idée de créer une voie artificielle aux matières

stercorales n'est pas nouvelle par rapport à certaines maladies du rectum empêchant le cours libre de ces matières ; et si nous avions à faire l'étude de ces maladies, nous trouverions plus commode et plus utile de renvoyer directement à l'excellent mémoire de M. Amussat (1) sur ce sujet ; mais nous ne voulons les mentionner que pour y puiser les motifs de notre conduite dans un cas qui nous paraît offrir la plus grande analogie avec ceux qui se trouvent consignés dans ce mémoire : et sans nous livrer à des rapprochements, trop faciles à saisir, entre le cœcum et l'intestin rectum , qu'il nous suffise de signaler cette analogie dans les conditions anatomiques et physiologiques de ces deux organes, comme devant nécessairement conduire de part et d'autre à des faits pathologiques qui auront entre eux la plus parfaite analogie , d'où il doit découler également analogie dans les moyens curatifs.

D'après tout ce qui a été dit précédemment tendant à démontrer que c'est le cœcum ou son appendice, ou bien la fin de l'iléon qui doivent être le siége le plus habituel de la perforation intestinale dans la fistule dont il s'agit , on devine sans peine que c'est aussi sur le cœcum que nous proposerions d'établir une ouverture artificielle.

Pour la création de cette voie nouvelle , nous pratiquerions donc notre ouverture dans la région iliaque

____

(1) Mémoire sur la possibilité d'établir un anus artificiel, etc., etc.

droite, en ayant recours au procédé employé par Pillore pour remédier à l'imperforation du rectum. Écou-
tons Pillore lui - même s'expliquer dans une note
consignée dans le mémoire de M. Amussat, sur les motifs qui lui avaient fait prendre le cœcum pour lieu
d'élection : « J'avais choisi, dit-il (page 86), le cœcum
» comme celui des intestins qui était le plus propre à
» remplir mes vues tant par sa situation que parce qu'il
» nous fournissait un réservoir, et nous évitions par là
» l'écoulement continuel et involontaire des excréments;
» une plaque garnie d'une éponge en forme de pelote,
» soutenue par une ceinture élastique, devait faire l'of-
» fice de sphincter que le malade eut ouvert à volonté
» toutes les fois qu'il en aurait senti le besoin, et au
» moyen d'un petit clystère de temps en temps il aurait
» détergé ce réservoir, etc. »

Ainsi à l'exemple du chirurgien de Rouen qui le premier (1776) a exécuté sur le vivant des idées déjà
énoncées par Littre, à l'exemple aussi de Dupuytren
qui a pratiqué l'opération de Pillore en 1818, et par
les mêmes motifs exprimés dans la note sus-relatée,
c'est dans la fosse iliaque droite et en avant, sur le cœcum, que nous pratiquerions notre ouverture artificielle,
plutôt que postérieurement, dans la région lombaire,
pour différentes raisons dont il sera bon d'apprécier la
valeur.

Bien qu'il ne soit pas afférent à notre sujet de passer

en revue les divers procédés qui ont été mis en usage pour la création d'un anus artificiel, nous croyons pourtant devoir mettre en présence ceux dans lesquels l'ouverture a dû être pratiquée soit postérieurement, et sur le colon, dans la région lombaire droite, soit antérieurement, et sur le cœcum, dans la région iliaque du même côté.

Bien que nous soyons porté à donner la préférence au procédé de M. Amussat, envisagé dans les cas donnés ou son auteur le met en pratique, nous pensons que dans le cas en question il ne pourrait être employé avec le même avantage. Dans ce procédé, en effet, le chirurgien a en vue de créer l'ouverture artificielle dans un point où le colon seul peut être atteint, et si le cœcum pouvait l'être, en portant l'ouverture plus inférieurement, ce ne serait là qu'une circonstance exceptionnelle sur laquelle la position presque invariable de l'organe ne permettrait pas de compter ; mais cette contr'indication anatomique ne serait pas la plus puissante, et l'ouverture du colon pourrait bien à la rigueur satisfaire aux besoins de cette première époque opératoire, si elle n'était pas rendue impraticable par des considérations ultérieures et qui appartiennent à la seconde époque opératoire.

L'ouverture, en avant, sur le cœcum (procédé de Pillore), remplirait infiniment mieux nos vues sous tous les rapports. Nous ne nous sommes pas dissimulé cependant que par ce dernier procédé il serait presque impossible d'éviter la lésion du péritoine et tous les dangers qui se rattachent malheureusement à cette lésion ; mais ces dangers n'ont-ils pas été exagérés par quelques chirurgiens comme les craintes qu'ils ont fait naître? Ne voit-on pas tous les jours, en effet, dans l'opération de la hernie étranglée, la lésion du péritoine ne donner lieu à aucun accident? Toutes les plaies abdominales, qui se compliquent presque nécessairement de lésion péritonéale, sont-elles donc si inévitablement accompagnées des dangers qu'on attribue à cette lésion? Et pour se convaincre de cette exagération, ne suffit-il pas de parcourir les ouvrages de chirurgie militaire (Percy, Larrey, Baudens, etc. etc.) où de pareils faits sont rapportés en si grand nombre et dans lesquels la lésion du péritoine n'a entraîné aucune conséquence fàcheuse? N'avons-nous pas encore en confirmation de cette vérité les succès même de Pillore? Or voici comment s'exprimait Fine dans son second mémoire inséré dans le tome 6 des annales de la société de médecine de Montpellier : « La formation « d'un anus artificiel n'est pas aussi dangereuse qu'on « pourrait le croire, ainsi que je l'ai dit dans mon « premier mémoire. Dans la relation des opérations « faites par Pillore et Duret et qui ont été couronnées « de succès, il n'est pas fait mention qu'elles ayent été « suivies d'accidents, et il n'est pas probable que la « mort ait dépendu exclusivement de cette opération, « dans les cas où elle n'a pas réussi. »

Une fois l'anus artificiel bien établi et fonctionnant convenablement, nous passerions à l'application à demeure de notre canule iléo-cœcale.

Seconde Époque. — En se reportant aux moyens généralement mis en usage pour le rétablissement du cours naturel des fluides dans les fistules qui ont pour siége un conduit excréteur , on concevra facilement que l'analogie ait pu nous inspirer l'idée d'un semblable moyen appliqué au tube intestinal. Partant, il nous a semblé tout naturel qu'après avoir créé une voie nouvelle aux matières excrémentitielles, nous devions chercher un moyen capable d'empêcher ces matières de s'engager continuellement dans l'ouverture fistuleuse ; puisque c'est là la première condition à remplir quand on veut obtenir l'oblitération d'une fistule quelconque.

Nous nous sommes demandé s'il y aurait à porter une canule à demeure dans le cœcum et dans l'intestin grêle par l'ouverture iléo-cœcale, plus d'impossibilité ou même plus de dangers que dans le canal de l'urètre, par exemple, ou tout autre canal excréteur de l'économie ; pour nous, nous l'avouons hautement, après bien des rapprochemens, bien des méditations, nous sommes demeuré persuadé que cette pratique n'était ni plus impossible, ni même beaucoup plus dangereuse.

Ainsi pour l'accomplissement de nos vues, nous avons cru devoir imaginer une canule ou sonde à laquelle il a fallu donner, il est vrai, une forme et des dispositions appropriées au but que nous nous étions proposé et qui pussent en même temps triompher des obstacles et des difficultés que présenterait son application. Nous avons l'espoir que l'utilité de ces dispositions particulières éclatera à mesure que nous placerons chacune d'elles en présence de l'objet qu'elle est destinée à remplir.

Avant de passer à l'application de notre canule qui serait encore susceptible de recevoir des modifications nouvelles, suivant que l'ouverture pratiquée au cœcum aurait permis de constater le siége plus précis de la perforation intestinale, disons à l'avance en quoi consisteraient à peu près ces modifications, bien que nous voulussions laisser à chacun d'introduire celles que pourrait lui suggérer l'opportunité d'un cas actuel. Ainsi lorsque la perforation intestinale se rencontrerait ailleurs que dans le cœcum ou son appendice, ou bien encore dans un point un peu plus éloigné de la valvule iléo-cœcale, si cette perforation ne se trouvait pas trop distante, l'on pourrait substituer à la portion terminale de notre canule une autre extrémité dont on augmenterait la longueur suivant le besoin du cas, toutefois en se renfermant dans certaines limites ; car si la perforation siégeait dans un point beaucoup trop distant de la fin de l'intestin grêle, notre instrument alors deviendrait inapplicable. C'eût été le cas, s'il avait pu se prévoir, de créer l'ouverture artificielle sur la ligne blanche, d'après le procédé de Fine; auquel cas une canule d'une nouvelle forme devrait être imaginée, ce dont nous abandonnons volontiers le soin à chacun ; car, pour le dire en passant, ce n'est point au procédé, mais bien à la méthode que nous croyons surtout devoir attacher quelque importance.

Mais laissons cette digression sur un fait pathologique qui deviendrait une sorte d'anomalie par rapport à des résultats que les études anatomo-physiologiques et pathologiques nous ont permis de signaler comme la règle, pour revenir à la pratique que nous voudrions mettre en vigueur.

Il est inutile de nous appesantir sur le but de notre canule, il est trop évident que nous devons avoir eu en vue de forcer les matières excrémentitielles à y prendre passage pour les empêcher de s'engager dans la perforation intestinale, puisque c'était là la première condition de son oblitération.

Le but étant déterminé, il restait encore à faire choix d'un moyen qui pût triompher à la fois et des difficultés de son application et des inconvéniens de son séjour prolongé dans des organes doués de quelque susceptibilité.

La première difficulté était de franchir la valvule iléocœcale ; il a donc fallu donner à la sonde une extrémité D sensiblement amoindrie et qui lui permit de s'engager librement dans l'obstacle que cette valvule oppose naturellement au passage d'un corps rétrograde.

Dans les cas où cette valvule offrirait une trop grande résitance, il serait encore facile au moyen d'une érigne mousse de l'attirer vers son ouverture cœcale et alors la sonde la franchirait avec facilité (*).

Au moyen d'un renflement en olive RR, l'ouverture iléo-cœcale se trouverait dilatée au passage et une fois l'extrémité renflée parvenue dans l'iléon, cette ouverture reviendrait sur elle-même en vertu de sa propre contractilité organique et la sonde ainsi étranglée derrière son renflement se trouverait fixée dans une position invariable, car son échappement serait alors devenu tout-à-fait impossible.

Le corps C de la sonde nº 1, arrondi dans son extrémité intestinale prend, à son extrémité abdominale, une forme ovalaire qui s'adapte plus convenablement à celle de l'anus artificiel ; à partir de son milieu à peu près, il reçoit en même temps que ce changement de forme, une augmentation de volume destinée à favoriser l'introduction dans celle-ci de la sonde nº 2.

Les bords B qui se rabattent sur les parois abdominales sont percés de deux trous 0 0, destinés à recevoir des fils qui fixeront la sonde à une ceinture maintenant le tout en place.

L'ouverture extérieure ou abdominale A pourrait, au moyen d'une charnière, être fermée par une pelote ou plaque que nous n'avons pas fait figurer sur le des-

(*) Cette intromission pratiquée plusieurs fois sur le chien vivant ne nous a présenté aucune difficulté.

sin, mais dont on a l'idée et qui aurait pour but de vider la sonde au gré des malades.

Cette sonde n⁰ 1 n'est que conductrice de la sonde n⁰ 2.

Les diamètres externes de celle-ci répondent exactement aux diamètres internes de la première. La longueur de son corps est la même et présente les mêmes proportions, puisqu'elle est destinée à s'y adapter.

Elle est surmontée à son extrémité intestinale de quatre tiges métalliques E E E E.

Pour mettre la canule n⁰ 1, en place on commence par y introduire la canule n⁰ 2 jusqu'à ce que les tiges métalliques viennent correspondre au renflement RR du n⁰ 1.

Une fois que l'instrument aura franchi l'ouverture iléo-cœcale, on poussera la canule n⁰ 2 de manière à ce que ses bords viennent s'appliquer exactement sur ceux du n⁰ 1. Alors les tiges métalliques poussées au-delà de l'ouverture inférieure de la sonde conductrice se trouveront libres dans l'intestin grêle, et en vertu de leur élasticité elles feront subir à l'intestin une dilatation telle que dans les contractions expulsives, les matières excrémentitielles viendront s'engager malgré elles dans l'ouverture formée par les quatre branches métalliques et que nous avons représentées, dans le n⁰ 3 du dessin, coiffées d'un tissu doué lui-même d'élasticité.

Ces tiges devront avoir un degré de ressort convenable, de manière à ne pas exercer contre la muqueuse de l'intestin une pression exagérée ; mais elles devront aussi avoir assez de souplesse et d'élasticité pour demeurer constamment accollées à ses parois, quelque soit d'ailleurs le degré de dilatation ou de contraction auquel cet intestin pourra être exposé.

Le corps de la sonde n° 2 présente à son milieu une division F qui permettra l'ajustement d'une extrémité dont on augmentera à volonté la longueur, ainsi que nous en avons précédemment admis l'utilité.

Si l'on objecte que cette sonde à demeure devra nécessairement causer de l'irritation par son séjour dans une partie du tube intestinal, nous répondrons que c'est là le sort de tous les corps étrangers placés à demeure dans un conduit excréteur de l'économie quelqu'il soit, et que d'ailleurs cette condition semble, dans tous les cas analogues, plus favorable que contraire au résultat que l'on veut obtenir, puisque si elle n'existait pas on devrait la provoquer par d'autres moyens. Enfin cette irritation pourrait-elle encore avoir autant d'inconvéniens que le passage habituel des matières stercorales à travers des tissus qui ont perdu nécessairement une partie de leurs conditions physiologiques ?

D'après ce qui précède on conçoit également l'impossibilité de placer dans une ouverture pratiquée à la région lombaire, une sonde qui devrait séjourner dans l'intestin pendant un temps plus ou moins prolongé.

Nous bornerons là des détails déjà trop longs et à

l'insuffisance desquels chacun voudra bien suppléer.

Pour favoriser l'oblitération de la fistule, l'on pourrait, dans quelques cas, aller en aviver les bords avec la nitrate d'argent, à l'aide de porte-caustiques, de forme appropriée, introduits soit dans la vessie soit dans l'intestin ; et les cas où cette pratique serait possible, seraient certainement aussi les plus heureux.

Lorsqu'après avoir retiré notre canule à demeure, nous aurions bien acquis la certitude que toute communication a cessé entre l'intestin et la vessie, nous laisserions encore l'anus artificiel fonctionner quelque temps sans le secours de la canule, puis au bout de quelques jours nous fermerions l'anus artificiel ; ce qui constituerait la troisième époque de notre traitement curatif.

CONCLUSIONS.

De toutes les considérations anatomiques et physiologiques dans lesquelles nous sommes entré, il résulte
que c'est le cœcum et son appendice, la valvule iléo-
cœcale et la fin de l'iléon, qui sont, au point de vue de
notre sujet, les organes les plus exposés aux causes qui
peuvent favoriser ou entretenir les différentes affections

capables d'entraîner pour conséquence la fistule vésico-intestinale.

De l'étude pathologique de ces divers organes, il résulte également que ce sont eux qui deviennent, toujours au point de vue de notre sujet, le siége le plus fréquent des différentes affections sus-énoncées.

Indédendamment des causes pathologiques préalables, nous devons signaler particulièrement, parmi les causes prédisposantes, le tempéramment bilieux, le sexe féminin et la grossesse.

De toutes nos recherches anatomo-physiologiques et pathologiques il résulte enfin que la fistule vésico-intestinale, jusqu'ici réputée au-dessus des ressources de l'art, pourrait être susceptible de recevoir l'application d'un traitement curatif.

Cette nouvelle méthode de traitement consisterait en trois opérations ou époques opératoires successives :

Première époque. — Formation dans la région iliaque droite d'un anus artificiel, ayant pour but de créer une voie nouvelle aux matières stercorales dont le libre cours était empêché et devenu anormal.

Deuxième époque. — Application à demeure d'une

sonde ou canule ayant pour objet de donner un passage obligé aux matières détournées, en vue de favoriser l'application des moyens capables d'obtenir
l'oblitération du conduit fistuleux.

Troisième époque. — Enfin, l'oblitération du conduit
fistuleux ayant été obtenue, oblitération de l'ouverture
artificielle elle-même, pour remettre les choses dans
leur état primitif et normal.

FIN.

www.ingramcontent.com/pod-product-compliance
Ingram Content Group UK Ltd.
Pitfield, Milton Keynes, MK11 3LW, UK
UKHW020948140726
13695UKWH00003B/1287